PUBLICATIONS DU *PROGRÈS MEDICAL*

CARDIOCENTÈSE

PONCTION DES CAVITÉS DU CŒUR

ET EN PARTICULIER

Des Cavités Droites

PAR

I. BRUHL
Interne des hôpitaux.

PARIS

Aux Bureaux du PROGRÈS MÉDICAL
14, rue des Carmes, 14

A. DELAHAYE et E. LECROSNIER
LIBRAIRES-ÉDITEURS
Place de l'École-de-Médecine

1888

PUBLICATIONS DU *PROGRÈS MÉDICAL*

CARDIOCENTÈSE

PONCTION DES CAVITÉS DU CŒUR

ET EN PARTICULIER

Des Cavités Droites

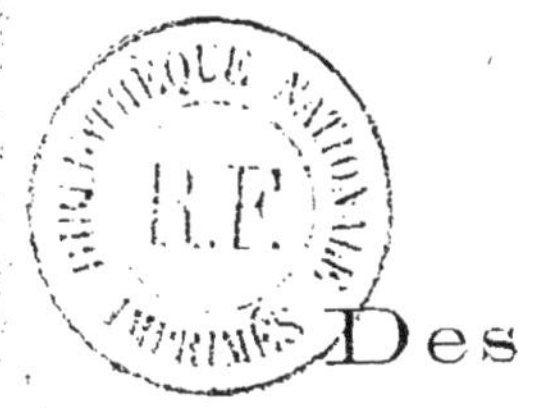

PAR

I. BRUHL
Interne des hôpitaux.

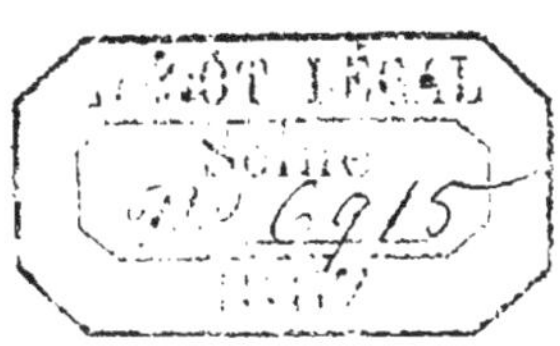

PARIS

Aux Bureaux du PROGRÈS MÉDICAL
14, rue des Carmes, 14

A. DELAHAYE et E. LECROSNIER
LIBRAIRES-ÉDITEURS
Place de l'École-de-Médecine

1888

CARDIOCENTÈSE

PONCTION DES CAVITÉS DU CŒUR

ET EN PARTICULIER

Des Cavités Droites

I. *Historique.*

Le mot de *Cardiocentèse* (1) a été introduit dans la science par les Américains pour désigner une opération ayant pour but de pénétrer dans les cavités du cœur et d'en retirer une partie de son contenu. C'est une saignée pratiquée sur l'organe central de la circulation.

Ce sont les Américains qui ont voulu faire de cette opération un procédé thérapeutique; aussi ont-ils tenté d'en fixer le manuel opératoire et d'en établir les indications et les contre-indications. Cependant, comme il arrive souvent en pareil cas, c'est une faute opératoire qui a valu à la science les premières observations de ponctions du cœur. Tous les auteurs qui se sont occupés de la paracentèse du péricarde ont signalé la

---

(1) Nous employons le mot *Cardiocentèse*, de préférence au mot anglais *Cardicentèse*, parce qu'il existe déjà dans la littérature médicale française et parce qu'en France l'usage a prévalu d'employer le radical *Cardio* pour ce qui se rattache au cœur ; par exemple, on dit : cardiopathie, cardiographe, etc.

possibilité de la piqûre du cœur; tous les médecins, qui ont eu l'occasion de pratiquer cette opération, se sont sentis justement émus en songeant à la possibilité d'un pareil accident. On sait déjà de longue date que certaines plaies du cœur se comportent simplement; que même des corps étrangers ont pu y prendre droit de domicile. Rappelons, à ce propos, une autopsie faite à la Charité, et dans laquelle on rencontra par hasard une aiguille dont la pointe était engagée dans la cloison interventriculaire, et dont le reste était libre dans la cavité d'un ventricule, sans avoir occasionné aucun accident du vivant du malade. Les physiologistes savent bien aussi par l'expérimentation sur les animaux que le cœur est un organe tolérant. Pourquoi, certaines précautions étant prises, n'en serait-il pas de même chez l'homme ?

Voici une curieuse observation de piqûre du cœur, qui vient à l'appui de ce que nous avançons. Elle est rapportée par Callender (1).

Un homme robuste garda pendant neuf jours une aiguille fixée dans le thorax, au niveau de la pointe du cœur; il put néanmoins vaquer à ses occupations. Le seul symptôme pénible qu'accusait cet homme était une douleur vive, qui le décida à s'adresser à un chirurgien. — On fit une incision dans le cinquième espace intercostal : on trouva le chas de l'aiguille cassé au niveau du muscle intercostal; on sentit l'extrémité de l'aiguille que l'on retira avec une pince.

La guérison fut rapide et sans incident. Le diagnostic de piqûre du cœur s'imposa de par les mouvements synchrônes aux contractions cardiaques qui furent communiqués à l'aiguille. Quant à la douleur accusée par le malade, il a semblé rationnel au médecin de la mettre sur le compte d'une lésion du nerf intercostal.

Cette observation montre bien l'innocuité absolue de certaines piqûres du cœur. La littérature médicale ren-

(1) *Medical Times and Gazette*, Londres, (mai 1873, p. 212).

ferme nombre de ponctions accidentelles du cœur qui n'ont pas été préjudiciables aux malades.

Le premier fait de ce genre, bien observé, appartient à Baizeau (1). Croyant avoir affaire à un épanchement péricardique, il fit une ponction avec le trocart de Reybard; en quelques secondes, il put recueillir 400 grammes de sang veineux, tout à fait analogue au sang d'une saignée ordinaire. Après un soulagement momentané, le malade mourut d'épuisement deux heures après l'opération. A l'autopsie, on trouva 450 grammes de sang dans la cavité péricardique.

M. Roger (2) en rapporte un cas analogue. Une petite malade atteinte de péricardite, présentait des signes alarmants de dyspnée. M. Roger fit une ponction qui donna 100 grammes de sang veineux; le sang coulait à jet continu; la malade se sentit soulagée. Cinq jours après, on fit une seconde ponction; on retira un liquide absolument séreux. La malade mourut un mois après. L'autopsie démontra l'existence d'une péricardite hémorrhagique sans fausses membranes; on ne trouva aucun indice de la piqûre du cœur. Il est permis, néanmoins, d'affirmer que la première ponction a intéressé le cœur et n'a pas été suivie d'hémopéricarde, puisque une seconde ponction a évacué de la cavité du péricarde un liquide citrin et séreux.

MM. Bouchut (3) et Danlos (4) rapportent une observation très intéressante. Une malade de 11 ans, atteinte depuis six semaines de pleurésie, en voie de guérison, continue à présenter les symptômes d'une affection dyspnéique grave. M. Bouchut arrive au diagnostic de péricardite, et, le 14 octobre, fait une ponction dans le cinquième espace intercostal gauche à 1,5 centimètres du bord gauche du

(1) *Gazette hebdomadaire de médecine et de chirurgie* (août 1868).

(2) *Bulletins de la Société médicale des hôpitaux* (1868).

(3) *Gazette des hôpitaux* (1873, p. 1130).

(4) *Bulletins de la Société anatomique de Paris* (1873, p. 781)

sternum. Cette ponction donne issue à un liquide citrin et amène une amélioration dans l'état de la malade. Les jours suivants, on fit encore trois ponctions. Le 28 octobre, cinquième ponction ; elle donne issue à 200 grammes de liquide fortement chargé de sang. On enfonce un peu la canule et il sort rapidement 100 gr. de sang pur qui se coagule aussitôt dans l'aspirateur. Le trocart est agité par les contractions du cœur. Aucun doute n'est possible sur la perforation du myocarde et la pénétration de la canule dans une cavité cardiaque. Cependant l'enfant n'accuse aucun symptôme pénible. Le pouls est peu influencé : la malade est un peu soulagée. L'auscultation ne révèle aucun bruit péricardique nouveau. Trois autres ponctions sont faites les jours suivants. La dernière donne de nouveau issue à du sang pur, en même temps que l'instrument est agité de violentes secousses rhythmiques. L'état général laissant à désirer, la malade étant dans un état presque désespéré, on retire de suite la canule. Rien de spécial n'a été noté pendant cette dernière ponction. L'enfant meurt deux jours après. A l'autopsie, on a trouvé le péricarde distendu par un liquide sanieux. Aucune adhérence. Pas de sang dans le péricarde. Dégénérescence ancienne du myocarde. Il est impossible de trouver la trace des piqûres.

M. Roger (1), dans un mémoire sur la *Paracentèse du péricarde*, lu à l'Académie de médecine et publié dans ses *Bulletins*, en 1875, insiste sur la possibilité des piqûres du cœur, craint leur gravité et conclut en disant qu'il faut être très prudent quand on veut faire la ponction du péricarde, d'une part, à cause de la difficulté du diagnostic de l'épanchement péricardique, d'autre part, à cause des complications ou accidents possibles. Il termine en conseillant comme lieu d'élection de la ponction le cinquième espace intercostal gauche,

(1) *Bulletins de l'Académie de Médecine* (1875, p. 1202).

à mi-chemin entre le bord du sternum et le mamelon; on éviterait ainsi les artères mammaire interne et coronaire; peut-être aussi aurait-on ainsi plus de chance d'éviter le cœur. Malgré les craintes de M. Roger sur la gravité des ponctions du cœur, il convient que souvent cet accident n'a pas été funeste, que quelquefois même il a été suivi d'un amendement réel. Il cite à ce propos une observation personnelle. Un jeune garçon entre dans son service pour un rhumatisme articulaire aigu, avec complication cardiaque. La matité précordiale étant très augmentée, M. Roger fait une ponction qui donne 200 grammes de sang pur; le cœur était sûrement touché. Une amélioration notable s'ensuivit. La péricardite guérit, mais l'enfant succomba cinq mois après à une affection organique du cœur.

Les observations analogues sont nombreuses; nous n'avons pas la prétention de les rapporter toutes. Nous nous réservons cependant d'en citer encore quelques-unes, dans le cours de ce travail, plus particulièrement étudiées au point de vue de la ponction même du cœur. Ainsi nous résumerons les observations de Evans (1) et Hulke, Dana (2), Dacre (3), Corwin (4), etc.— Nous arrivons de suite au travail de Westbrook (5), qui, le premier, voulut faire de la « Cardiocentèse » une opération réglée et qui, le premier, fit, dans un but thérapeutique, la ponction aspiratrice du cœur. Ce mémoire a donné lieu, en Amérique, à des appréciations diverses. J.-B. Roberts (6) et Leuf (7) ont plaidé la cause de la cardiocentèse; Cheesmann (8), Dana, l'ont violemment attaquée.

---

(1) *British medical Journal* (29 mai 1875, p. 725).
(2) *Medical Record de New-York* (3 février 1883, p. 140).
(3) *Bristol medico-chirurgical Journal* (1885, p. 189).
(4) *Medical Record de New-York* (10 mars 1883, p. 263).
(5) *Medical Record de New-York* (23 décembre 1882, p. 706).
(6) *Boston medical and surgical Journal* (1883, p. 79).
(7) *American Journal of medical Sciences* (janvier 1885).
(8) *Medical Record de New-York* (14 novembre 1885, p. 706.

Les observations que nous avons pu parcourir traitent presque toutes de la ponction du cœur droit ; c'est plus particulièrement aussi la ponction du cœur droit que nous nous proposons d'étudier. En effet, les ponctions accidentelles ont porté plus souvent sur le cœur droit que sur le cœur gauche, à cause de ses rapports beaucoup plus étendus avec la paroi thoracique. La dilatation cardiaque est toujours beaucoup plus prononcée dans les cavités droites ; or, comme on le verra, le but de la cardiocentèse est de remédier à cette dilatation du cœur. En somme, la situation anatomique du cœur droit l'expose aux piqûres accidentelles; sa pathologie le met dans les conditions qui le rendent justiciable de l'opération que nous allons exposer.

II. — *Indications de la cardiocentèse.*

Leuf (1) a résumé l'indication fondamentale de cette opération comme suit : « Toutes les fois que l'on se trouve en présence d'une dilatation considérable du cœur mettant la vie du malade en danger, la cardiocentèse est indiquée. » Pourtant Leuf fait immédiatement suivre cette proposition d'une restriction capitale : l'opération n'a de chance de succès qu'en l'absence de toute lésion organique. En effet, s'il y a lésion organique, la ponction ne suffit pas; elle donne seulement un soulagement temporaire au malade, puisque l'affection primitive persiste toujours. Ces lésions organiques peuvent porter soit sur l'endocarde, lésion valvulaire ou orificielle, soit sur le myocarde, dégénérescence graisseuse, sclérose. Pour ce qui est de la dilatation du cœur sans affection organique, elle ne se rencontre guère que dans les affections chroniques du poumon, surtout l'emphysème; mais, dans ce cas, elle paraît peu justiciable de la cardiocentèse. Il faut qu'il y ait surdistension rapide, pa-

(1) *American Journal of medical Sciences* (janvier 1885).

ralysie quasi subite du cœur, pour que l'opération ait sa raison d'être. Or, ces conditions sont réalisées dans une forme de congestion pulmonaire un peu spéciale, qui a été le point de départ d'un mémoire de M. Leuf, paru dans l'*American Journal of medical Sciences*(janvier 1885). Nous croyons qu'il n'est pas inutile de résumer ce travail.

Il s'agit d'une congestion pulmonaire bilatérale, intense, se rencontrant surtout chez des surmenés, des dégénérés ou des alcooliques. La cause occasionnelle en est le froid ; mais, en réalité, la cause effective paraît être une paralysie des vaso-moteurs. La durée en est très courte : 36 à 48 heures est un grand maximum ; d'après la plupart des observations, les malades auraient été enlevés en 6 à 12 heures. Dans ces cas, la mort paraît due moins à l'asphyxie qu'à une défaillance du cœur, qui est impuissant à vaincre la surdistension du cœur droit. A l'autopsie, les poumons ont été trouvés uniformément noirs ; à la section, s'écoulait une grande quantité de sang noir épais. Les deux poumons étaient uniformément pris dans leur totalité sans noyaux de broncho-pneumonie. L'imperméabilité du réseau capillaire du poumon retentit rapidement sur le cœur droit, et c'est plus par le cœur que par les poumons que meurt le malade. Dans ces cas, Leuf a toujours trouvé le cœur droit très distendu ; il existait une insuffisance tricuspidienne telle que le cœur droit formait une vaste cavité auriculo-ventriculaire. Le plus souvent, le cœur gauche était vide ou ne renfermait que peu de sang : il en était de même pour les veines pulmonaires, ainsi que le système veineux périphérique. On ne trouva ni lésions valvulaires ni orificielles. A l'autopsie donc, on put constater que tout le sang stagnait dans le cœur droit, les veines caves, l'artère pulmonaire et le poumon ; d'où rupture de l'équilibre de la circulation. Aussi a-t-on pu dire que ces malades mouraient par le cœur.

Dans ces cas, Leuf préconise la cardiocentèse,

et, ajoute-t-il, il faut y recourir de bonne heure. Westbrook, en 1882, s'est trouvé en présence d'un cas analogue; il est vrai que l'affection avait débuté par une pneumonie du sommet. C'est alors qu'il pratiqua pour la première fois cette opération. Voici, d'ailleurs, cette observation qui mérite d'être traduite en entier (1).

Un Allemand, âgé de 50 ans, père d'enfants bien portants, d'une constitution robuste, d'une sobriété parfaite, exempt de toute tare, avait toujours joui d'une bonne santé. Le 10 novembre il est pris d'un frisson léger, de fièvre et d'un violent point de côté à droite. L'auscultation révèle quelques frottemets pleuraux à la base droite : on crut donc à une pleurésie. Le lendemain, 11 novembre, apparurent des crachats rouillés de pneumonie et du souffle tubaire au niveau du sommet du poumon droit. Pouls plein et bondissant. Fièvre vive, délire. La pneumonie évolua normalement jusqu'au 15 novembre. A cette date, la respiration devint rude dans le poumon gauche et l'on y entendit des râles sous-crépitants. C'est alors que le Dr Westbrook fut appelé en consultation. Voici ce qu'il put constater : Respiration pénible, faciès anxieux, subdelirium, pouls vigoureux et régulier. L'examen confirma l'existence d'une pneumonie du sommet droit, plus une congestion pulmonaire bilatérale. Les battements du cœur étaient énergiques; mais déjà la distension du cœur droit était telle, qu'on percevait très nettement ses mouvements dans les 3e et 4e espaces intercostaux droits. Le matin, T. 38°,5 : P. 134; R. 27. Le soir, T. 40°; P. 140; R. 28

Ayant affaire à un homme vigoureux, on institua un traitement énergique : alcool, stimulants de toutes sortes ; enfin, on lui prescrivit de la teinture de digitale et de noix vomique, dans l'espoir de rétablir l'équilibre de la circulation.

Le 16 novembre, l'état du malade empire. Matin, T. 38°; P. 128; R. 36. Même traitement.

Dans la journée, T. 38°,5 ; P. 140; R. 45. La respiration est très pénible ; le pouls reste fréquent, plein, mais présente quelques intermittences ; les râles humides augmentent dans le poumon gauche. Tout espoir de guérison était perdu. Le soir, le pouls est à 150, avec 40 respirations.

C'est dans ces conditions que M. Westbrook se crut autorisé à tenter la ponction de l'oreillette droite, afin de décharger le

(1) *Medical Record de New-York* (23 décembre 1882, p. 706).

cœur d'une partie du sang qui le surdistendait et qui entravait son action. Ce fut la méthode aspiratrice à laquelle il eut recours; après avoir choisi une aiguille très fine, que l'on flamba, on fit la ponction dans le 3e espace intercostal droit, tout près du bord droit du sternum; l'aiguille fut enfoncée à une profondeur de 5 centimètres. A ce moment, la main de l'opérateur eut la sensation que l'aiguille avait pénétré dans l'oreillette. Effectivement, on avait la sensation nette d'être dans une cavité; de plus, on percevait des mouvements synchrones aux contractions du cœur, transmis par l'instrument. On ouvrit le robinet; quelques gouttes de sang seulement tombèrent dans le réservoir. On poussa l'aiguille de façon à l'enfoncer davantage; on pénétra alors dans un corps beaucoup plus dur; des mouvements assez étendus furent communiqués à l'instrument. M. Westbrook diagnostiqua une piqûre de l'aorte; on retira un peu l'aiguille, qui revint dans l'oreillette; on refit le vide; mais il ne s'écoula pas de sang. Craignant de laisser séjourner trop longtemps cette aiguille dans le cœur, on la retira, afin de prévenir la formation d'un caillot. Le malade n'avait guère éprouvé de douleur; la piqûre du cœur n'avait occasionné aucune sensation bien pénible, l'action du cœur, d'ailleurs, ne fut en rien modifiée. La piqûre de l'aorte avait donné lieu à une sensation d'angoisse pénible dans la région précordiale, et le malade crut qu'on avait piqué un os. Il était sept heures du soir.

L'opération n'avait pas réussi pour deux raisons : 1° afin de ponctionner l'oreillette en plein, l'aiguille avait été légèrement déviée en dedans et, en la faisant pénétrer plus profondément, elle avait perforé l'auricule et heurté la tunique externe de l'aorte; 2° l'aiguille choisie avait été trop petite; le sang n'y passait pas avec une rapidité suffisante et avait le temps de se coaguler dans le tube.

A onze heures du soir, le malade étant *in extremis*, on tenta une nouvelle ponction avec une aiguille un peu plus forte; elle avait 1 millimètre 1/2 de diamètre. L'aiguille, flambée, fut enfoncée dans le 3e espace intercostal, directement d'avant en arrière, à une profondeur de 5 centimètres. On sentit que l'aiguille avait pénétré dans l'oreillette; le robinet fut ouvert, le sang coula dans l'appareil. Aucune douleur, aucune angoisse ne furent ressenties par le malade pendant l'opération. On retira ainsi environ 100 grammes de sang noir. L'aiguille fut retirée; la petite plaie donna issue à quelques gouttelettes d'un sang très noir. L'aiguille n'avait séjourné que 30 secondes dans le cœur. Cinq minutes après l'opération, le pouls était à 150; une demi-heure après, il était à 148. Le pouls restait donc fréquent, mais il était moins dur; les intermittences avaient totalement disparu. Le malade avait toujours 40 respirations par minute; mais il déclara de lui-même qu'il se sentait soulagé. On prescrivit une potion stimulante. La nuit fut meilleure; la famille avait même repris de l'espoir.

Le lendemain, cependant, la congestion œdémateuse du poumon gauche avait encore augmenté. P. 138; R. 38. A dix heures et demie, le malade s'agita dans son lit, s'accouda et retomba mort.

Autopsie. Elle fut pratiquée trente-quatre heures après la mort.

Deux petites taches, seuls vestiges de la piqûre, furent trouvées à la peau; les couches sous-jacentes étaient infiltrées de sang dans un espace de 1 centimètre carré. Sur les plèvres costale et viscérale, on rencontra deux ecchymoses un peu plus étendues. Cette hémorrhagie légère était due à la piqûre d'une veinule, tributaire de la mammaire interne. Le poumon, à ce niveau, présenta un peu de rudesse au toucher; mais on ne put trouver trace du passage de l'aiguille. Sur la plèvre médiastine, on reconnut deux taches sanguines de 5 millimètres de diamètre; le péricarde pariétal présenta également deux points rouges correspondant aux précédents.

Sur l'oreillette, il fut presque impossible de retrouver la trace des piqûres; une légère éraillure, située au niveau de la base de l'oreillette, indiquait où on avait passé la première piqûre. On trouva également une tache rouge de 3 millimètres dans la tunique externe de l'aorte, près de sa base. La cavité péricardique renfermait 100 grammes d'un liquide séreux fortement teinté en rouge; le long du bord inférieur du cœur, il y avait un filament de fibrine coagulée, long de 2 centimètres, de teinte rosée.

Un coagulum membraniforme, mince, rosé, était étendu au-devant de l'oreillette droite, dans sa moitié inféro-interne, jusqu'au sillon auriculo-ventriculaire; là, le coagulum devenait plus coloré et plus épais; le tout représentait une dizaine de grammes de sang. Cet exsudat était peut-être dû (telle était l'hypothèse de Wetsbrook) à une péricardite. En effet, la partie droite du péricarde était en rapport avec la plèvre enflammée, et présentait un certain épaississement. Toutes les cavités du cœur étaient remplies de caillots noirs, qui occupaient aussi les veines caves, l'artère et les veines pulmonaires, l'aorte. Dans le ventricule droit, on trouva un petit caillot fibrineux, blanc, adhérent aux colonnes charnues, mais ne s'étendant ni dans l'oreillette, ni dans l'artère pulmonaire.

Le lobe supérieur du poumon droit était à l'état d'hépatisation grise; la plèvre, injectée et épaissie, présentait des fausses membranes. La base du poumon était noire, en partie atélectasiée, et recouverte de masses fibrineuses coagulées, comme dans la pleurésie la plus aiguë; d'ailleurs, peu de liquide dans la plèvre. Du côté gauche, adhérences pleurales anciennes généralisées; le poumon gauche était noir et laissait s'écouler du sang noir à la section. Les bronches renfermaient une sécrétion muco-purulente, légèrement teintée de sang.

Westbrook fait suivre cette intéressante observation des considérations suivantes : la ponction de l'oreillette droite est facile; elle ne s'accompagne et n'est suivie d'aucun symptôme alarmant. Si la ponction avait été pratiquée plus tôt, si on avait soustrait plus de sang au malade, peut-être le résultat aurait-il été plus satisfaisant; mais si on n'a pas retiré plus de sang, il faut en incriminer la crainte, fort justifiée d'ailleurs, de laisser la canule séjourner trop longtemps dans le cœur, surtout dans le cas particulier où il s'agissait d'un pneumonique.

III. — *A quoi peut-on reconnaître cette dilatation du cœur?*

La dilatation du cœur, sans lésion organique, est, en somme, une affection rare et d'un diagnostic difficile. M. Roger (1), dans son mémoire inséré dans les *Bulletins de l'Académie de médecine* (1875), résume comme suit les signes de la dilatation du cœur : L'inspection révèle tout d'abord une voussure costo-sternale; si on observe de près la région précordiale, surtout si on a soin de la regarder obliquement, on remarque une ondulation de la paroi thoracique, analogue à la fluctuation d'un liquide. A la palpation, on constate l'absence d'impulsion cardiaque. La percussion dénote une augmentation quelquefois très considérable de la matité car-

(1) *Bulletins de l'Académie de Médecine* (1875, p. 1202).

diaque, surtout dans le sens transversal. C'est la forme de la surface mate qui peut contribuer au diagnostic de cette dilatation d'avec la péricardite avec épanchement. A l'auscultation, les bruits du cœur sont sourds, parfois légèrement soufflants. Le malade, presque toujours cyanosé, accuse une gêne cardiaque et respiratoire des plus pénibles. Il est évident que ce tableau ressemble beaucoup à celui de l'épanchement péricardique, et qu'il est très difficile de poser un diagnostic, quand on n'a pas assisté à l'évolution de la maladie. M. Rendu (1) dans un mémoire sur la *Péricardite*, insiste sur cette ressemblance; la voussure, l'augmentation de la matité dans le sens transversal, l'affaiblissement de la contractilité ventriculaire, la diminution du choc précordial, une dyspnée extrême, un pouls insensible, tels sont les caractères communs aux deux affections ; il n'y a rien d'étonnant à ce que de grands cliniciens aient commis cette erreur de diagnostic. La dilatation s'accompagne le plus souvent d'œdèmes périphériques, de congestions viscérales, en un mot d'asystolie ; mais ce n'est pas dans l'asystolie que la cardiocentèse est indiquée, c'est dans la dilatation essentielle.

Le pouls, souvent paradoxal dans la péricardite, correspond, au contraire, à l'impulsion ventriculaire dans la dilatation; enfin l'ondulation de la paroi thoracique fait défaut dans l'épanchement péricardique. La matité présentant la forme triangulaire à base inférieure, diaphragmatique, augmentant surtout le long du diaphragme quand l'épanchement augmente, diffère de la matité du cœur dilaté. Malgré ces caractères distinctifs, l'erreur a été souvent commise; nous avons résumé un certain nombre d'observations, où des piqûres et des ponctions du cœur ont été la conséquence de cette erreur.

---

(1) *Bulletins de la Société médicale des hôpitaux* (1882, p. 86).

Voici une observation, lue par le Dr G. Evans (1) à la *Société clinique de Londres* et rapportée dans ses Bulletins. (*Transactions of the clinical Society of London*, 1875.)

Dilatation du cœur avec lésion valvulaire. Ponction accidentelle du ventricule droit, suivie d'un amendement des symptômes.

Une femme, âgée de 27 ans, entre à l'hôpital de Middlesex, le 22 février 1875, pour un rhumatisme articulaire aigu, avec une lésion cardiaque, reliquat probable d'une attaque antérieure de rhumatisme. On constate uue augmentation de la matité précordiale, un souffle à la pointe et à la base. La dyspnée était considérable.

Le 26 février, la matité avait notablement augmenté ; la voussure précordiale était manifeste ; les bruits du cœur étaient sourds ; une dyspnée excessive mettait en danger les jours de la malade. La ponction fut décidée. Le Dr Hulke enfonça un trocart fin à 3 centimètres de profondeur environ, dans le 4e espace intercostal à 2 centimètres du bord gauche du sternum. En retirant le trocart, il se fit par la canule un écoulement abondant de sang noir, et on perçut nettement des mouvements communiqués à l'instrument, synchrones aux battements du cœur. On retira presque instantanément la canule. Pendant l'opération, on ne constata aucune modification dans le pouls de la malade. Après l'intervention, elle accusa d'elle-même un soulagement notable.

La nuit qui suivit l'opération fut la meilleure que la malade eut passée depuis son entrée à l'hôpital. Les jours suivants, l'amélioration persiste, la matité précordiale diminue.

Au moment où fut pratiquée cette ponction, la malade présentait déjà les signes d'une pleuro-pneumonie droite ; puis il se fit un épanchement pleural à gauche.

Après une amélioration qui dura une quinzaine de jours, la malade mourut d'anasarque, un mois après l'intervention. De l'avis de tous ceux qui avaient assisté à l'opération, le trocart avait pénétré dans le ventricule droit.

A l'*autopsie*, on trouva un cœur très hypertrophié, avec symphyse cardiaque ; mais les adhérences paraissaient anciennes. On ne trouva aucune cicatrice de la piqûre sur la paroi ventriculaire, pas plus que sur la face endocardique du ventricule, malgré des recherches attentives.

---

(1) *British medical Journal*, (29 mai 1876, p. 726).

Le Dr J.-W. Hunt (1) a publié une observation qui se rapproche de la précédente :

Un homme de 33 ans entre à l'hôpital le 30 janvier 1880, à la fin d'une attaque de rhumatisme articulaire aigu. Il avait de plus une insuffisance aortique qui datait sans doute d'un rhumatisme antérieur.

A son entrée, il présente de la pleurésie, mais en outre un cœur dilaté, avec un souffle diastolique de la base ; les premiers jours, on constata des frottements péricardiques, puis tous les signes d'un grand épanchement. L'impulsion cardiaque était à peine perçue; la pointe battait faiblement à 7 centimètres sous le mamelon. La ligne supérieure de la matité s'étendait de la fourchette sternale au mamelon gauche. Les bruits du cœur étaient sourds au-dessous d'une ligne passant par le milieu du sternum. Pas de distension des jugulaires. Pouls très irrégulier, faible, dépressible, variant entre 60 et 80 pulsations. On comptait de 50 à 60 respirations par minute : orthopnée.

C'est dans ces conditions qu'on pratiqua une ponction dans le 4e espace intercostal gauche, près du sternum ; la pointe de l'aiguille fut dirigée un peu en haut et enfoncée à une profondeur de 4 centimètres. On ne retira pas de liquide, mais les mouvements du cœur furent communiqués à l'aiguille ; quand celle-ci fut retirée, on trouva son extrémité teintée de sang. Aucun symptôme inquiétant, ni pénible pour le malade, ne fut noté dans le cours de l'opération. On se proposait de refaire une ponction ; mais l'amélioration du malade fut rapide ; et la matité précordiale diminua. Cependant, il mourut subitement le 14 février.

A l'*autopsie*, on trouva un cœur énorme, avec adhérences généralisées du péricarde. Le cœur était très dilaté, renfermait environ 100 grammes de sang. Le ventricule gauche, en particulier, était distendu et hypertrophié, comme on devait s'y attendre, étant donnée l'insuffisance aortique que l'autopsie confirma. Le ventricule droit était moins distendu. On voyait les vestiges du passage de l'aiguille dans le ventricule droit et dans la cloison interventriculaire, très hypertrophiée. L'aiguille n'avait pénétré dans aucune cavité du cœur.

Corwin (2) rapporte également une observation de ponction du cœur.

---

(1) *Lancet*, 21 mai 1881, p. 819.
(2) *Medical Record de New-York*, 10 mars 1883, p. 263.

Un homme de 40 ans entre à l'hôpital Bellevue le 2 novembre 1882; c'était un Turc qui, ne sachant pas l'anglais, ne put fournir aucune espèce de renseignements. Il était scoliotique. A son entrée, on constata de la cyanose et une dyspnée intense. Le pouls, très irrégulier, battait 120 pulsations. Œdème des membres inférieurs.

L'examen de la poitrine fit constater des râles sous-crépitants et des frottements pleuraux disséminés dans les deux côtés de la poitrine. Le cœur semblait fortement refoulé en haut; la pointe battait à 3 centimètres au-dessus du mamelon gauche. La matité du cœur était augmentée; mais ces données manquaient de précision à cause de la déviation du thorax et du déplacement des viscères. Les battements du cœur étaient à peu près distincts; on ne constata pas de souffle. Comme traitement, le malade fut mis au régime lacté; on lui prescrivit de l'alcool et de la digitale.

Le lendemain, la cyanose persistait et l'état général du malade empirait. Dans l'après-midi, on se décide à lui faire une ponction, dans un endroit où il y avait de la matité et où l'on entendait à peine les battements du cœur. Le lieu précis de la piqûre n'est pas indiqué dans l'observation. L'aiguille fut enfoncée et donna issue à 30 grammes de sang veineux; aussitôt on la retira; l'opérateur pensa qu'il avait pénétré dans le cœur. Après la piqûre, on ne note aucun changement dans l'état du malade; on n'observa aucun symptôme ni physique, ni fonctionnel, qu'on pût mettre sur le compte de la ponction. On amena ensuite une sudation abondante et on prescrivit au malade de l'esprit de Mindererus. Malgré ce traitement, la cyanose persistait toujours. Le lendemain, affaiblissement graduel, mort à 8 heures du soir.

A l'*autopsie*, on trouva un cœur énorme; hypertrophie énorme des parois du ventricule droit, dont la cavité était très distendue. A 3 centimètres au dessus de la pointe du ventricule droit, on aperçut une petite ecchymose, vestige de la pénétration de l'aiguille. Pas d'inflammation autour de la piqûre, ni de myocardite; l'ecchymose était superficielle, sous-péricardique. Les valvules étaient normales. Le péricarde contenait une sérosité rougeâtre, de même que le péritoine et les deux plèvres : on ne trouva pas de caillots dans le péricarde; il n'y eut d'ailleurs aucune différence appréciable entre la sérosité du péricarde et celle des autres séreuses. Nous n'insistons pas sur les autres lésions viscérales.

Dans ce cas, l'hypertrophie et la dilatation du cœur droit semblaient dues à l'obstruction de la circulation pulmonaire, causée d'une part par la congestion et l'œdème, d'autre part par la position que les poumons étaient réduits à occuper à cause de la déviation vertébrale. En somme, dans cette observation, la ponction n'a été suivie d'aucun symptôme fâcheux et n'a pas donné lieu à l'hémopéricarde.

Dana (1), rapporte deux observations d'*aspiration cardiaque* où le résultat fut nul. Malheureusement ces observations sont fort incomplètes.

Une malade de 25 ans, atteinte de néphrite, fut prise de syncope dans son lit; la respiration se suspendit; l'action du cœur ne tarda pas à devenir insensible ; après avoir tenté les moyens usuels pour ranimer la malade, on proposa la ponction du cœur droit. Une aiguille capillaire fut enfoncée dans le 4e espace intercostal gauche près du bord gauche du sternum ; on retira environ 20 grammes de sang. Le résultat de l'opération, et de l'autopsie a été égaré et ne se trouve pas consigné dans l'observation.

Un alcoolique âgé de 38 ans, entre à l'hôpital, pour une pneumonie franche aiguë du lobe inférieur du poumon gauche. Le 11e jour, l'hépatisation persistait toujours ; la température restait élevée ; l'état général laissait à désirer. Le malade présenta une tendance manifeste à l'œdème pulmonaire. On prescrivit de l'alcool, de l'acétate d'ammoniaque, et de la digitale. Dans l'après-midi, le malade fut pris de convulsions, la respiration s'arrêta. On fit des injections d'éther, on pratiqua la respiration artificielle : on tenta des inhalations de nitrite d'amyle : ce fut en vain. C'est alors que, sur la proposition de M. Janeway, médecin de l'hôpital, on fit une ponction du ventricule droit, et on retira 30 grammes de sang. L'effet de la ponction fut nul. Le malade mourut, et à son autopsie, on trouva le trajet suivi par l'aiguille ; le ventricule droit était vide.

Voici encore une observation récente parue dans le *Medical Record de New-York*, et due au Dr Moorman (2).

Un nègre, âgé de 32 ans, avait eu plusieurs attaques de rhumatisme articulaire ; de ses attaques antérieures il lui est resté une lésion mitrale avec une légère hypertrophie du cœur. Il

---

(1) *Medical Record de New-York*, 3 février 1883, p.140.
(2) *Medical Record de New-York* (19 décembre 1885, p. 700).

est amené à l'hôpital pour une nouvelle poussée de rhumatisme. Vers le cinquième septénaire de sa maladie, il fut pris subitement dans la région du cœur d'une douleur vive et d'une dyspnée intense, s'accompagnant d'une hyperesthésie de la région précordiale au point de rendre impossibles la percussion et même l'auscultation. Cette douleur fut mise sur le compte de la péricardite, et comme la dyspnée allait en augmentant; on en conclut qu'il se faisait de l'épanchement dans le péricarde.

Cinq jours après on crut constater une augmentation de la matité précordiale. Le septième jour à partir du début des accidents, on se décida à pratiquer une ponction aspiratrice du péricarde. On introduisit l'aiguille moyenne de l'appareil dans le cinquième espace intercostal gauche à égale distance du bord gauche du sternum et du mamelon. L'aiguille fut dirigée légèrement en haut et introduite à 7 ou 8 centim. de profondeur; à l'ouverture du robinet, du sang veineux s'écoula par le tube, et l'aiguille transmit manifestement à la main de l'opérateur les mouvements du cœur. On retira aussitôt l'aiguille. On avait recueilli ainsi environ 10 grammes de sang. Le malade n'avait éprouvé aucune sensation désagréable pendant toute la durée de l'opération, à la suite de laquelle on ne constata d'ailleurs aucun signe nouveau d'auscultation. La dyspnée allait en diminuant les jours suivants. Le malade guérit de son rhumatisme et de cet accès de dyspnée, conservant bien entendu son ancienne lésion mitrale.

Leuf (1) rapporte également un fait personnel; par cette méthode, il procura une survie de quelques heures à un malade absolument *in extremis*. Cette survie s'accompagna d'une parfaite lucidité d'esprit du malade, qui put ainsi faire part à son entourage de ses dernières volontés. L'auteur insiste sur l'importance que pourrait avoir cette survie à différents points de vue.

Nous venons de passer en revue une série d'observations; mais aucune d'elles ne répond exactement aux indications de la cardiocentèse. Et, en effet, il est probable que la clinique fournit rarement cette sorte de tableau idéal, schématique, dont le véritable traitement serait la cardiocentèse.

---

(1) *Medical Record de New-York* (19 décembre 1885, p. 682).

Un cœur droit surdistendu, sans affection valvulvaire ni orificielle, des veines périphériques vides, une systole faible, telles sont les conditions qui doivent se trouver réunies pour qu'une cardiocentèse soit non pas un traitement palliatif mais curatif, d'après Leuf qui insiste pour que l'opération soit tentée de bonne heure. Or, dans le mémoire de Leuf que nous avons résumé plus haut, il est montré par le résultat des autopsies que ces conditions peuvent se trouver réalisées.

Nous avons récemment vu, à la Charité dans le service de M. le Dr Luys, un malade qui présentait à peu près le tableau clinique que nous avons tracé plus haut. Peut-être eut-il retiré un réel bénéfice de la cardiocentèse, qui n'a pu être pratiquée, le malade ayant succombé trop rapidement; voici cette observation :

Obs. (personnelle).—R... (Jos...), 33 ans, est d'admis d'urgence à 8 heures du matin, dans le service du Dr Luys, à l'hôpital de la Charité, pour un accès de dyspnée formidable, qui aurait débuté subitement dans la nuit. Il y a six mois, il était entré dans le service de M. le Dr Féréol, pour des accidents analogues; des saignées répétées eurent raison de cet accès, qui avait inspiré de vives inquiétudes à M. Féréol. A ce moment, on avait constaté que la matité cardiaque était très augmentée, que les bruits du cœur étaient sourds ; la pointe battait en dedans de la ligne mamelonnaire; il est probable qu'alors le malade avait une dilatation cardiaque considérable.

Les renseignements que nous possédons sur ce malade, nous les devons à l'obligeance de notre excellent collègue et ami Lyon, interne du service de M. Luys.

Voici ce qu'il a pu observer. Le malade, d'une constitution robuste, d'une forte musculature, ne présente nullement l'aspect d'un tuberculeux. L'état dans lequel il entre rend impossible tout interrogatoire. On constate un état de cyanose du visage, porté à un degré extrême : la couleur du visage est *noire* plutôt que bleue. Le malade est assis dans son lit ; les deux bras sont portés en avant, dans l'attitude bien connue d'un individu mettant en jeu toutes ses forces inspiratrices. Il y a plus qu'orthopnée, il y a véritable apnée.

L'auscultation révèle l'absence de murmure respiratoire, en même temps que l'absence de tout bruit morbide. L'auscultation et la percussion du cœur étaient impossibles. Le pouls paraissait régulier. Comme traitement, on pratiqua une saignée du pli du coude et on fit une injection de morphine. La saignée fut faite par M. Lyon. Elle donna d'emblée un jet de sang, preuve que la saignée avait été bien exécutée. Le sang était noir comme du sang asphyxique et se coagulait instantanément dans la palette. Mais on ne put recueillir que 80 grammes de sang. Pourtant le parallélisme des incisions cutanée et veineuse n'avait pas été détruit; par l'orifice cutané, on pénétra aisément dans la veine avec la pointe de la lancette. Aucun caillot n'obturait la plaie veineuse. Donc, après une saignée d'à peine 80 grammes, l'écoulement sanguin s'arrêtait spontanément. Comme on devait s'y attendre, cette saignée fut insuffisante; la cyanose persiste, le malade est littéralement *noir;* la dyspnée ne cède pas, et le malade meurt le jour même de son entrée, à 4 heures. La maladie avait donc évolué en 16 heures environ.

L'*autopsie* fut pratiquée 40 heures après la mort. Elle permit de constater la puissante musculature du sujet. On trouva les deux poumons extrêmement congestionnés, ne présentant cependant pas la teinte uniformément noire que Leuf a observée en pareil cas. On constata en outre, un peu d'emphysème pulmonaire avec sa localisation habituelle. Enfin, dans le lobe inférieur du poumon droit, nous avons trouvé un infarctus insignifiant, sous pleural, présentant une base d'à peine 1 centimètre carré et occupant vraisemblablement un seul lobule.

Le cœur était très volumineux et le ventricule droit débordait très notablement le bord droit du sternum; sa face antérieure représentait bien les quatre cinquièmes de la face antérieure du cœur. Le myocarde paraissait sain et présentait son épaisseur ordinaire; on ne trouva aucune lésion orificielle ni valvulaire. Le ventricule gauche était vide de sang. Le ventricule droit, au contraire, présentait une dilatation énorme; l'orifice auriculo-ventriculaire droit était élargi; il permettait l'introduction de quatre doigts; l'oreillette correspondante était également dilatée; mais nous n'avons pas observé cette sorte de cavité unique, que formerait le cœur droit et que Leuf a décrit dans son travail : les cavités droites étaient remplies de sang et renfermaient aussi quelques caillots fibrineux.

Cette observation, quoique écourtée, nous a paru très intéressante, et nous tenons à exprimer à M. Luys tous nos remerciements pour l'autorisation qu'il a bien voulu nous donner de pratiquer cette autopsie et de publier ce cas. — En effet, ce fait nous paraît rentrer dans cette forme de congestion pulmonaire décrite par Leuf et qui, le plus souvent, enlève le malade en moins de vingt-quatre heures. L'état du malade n'a pas permis de l'examiner à fond ; on a d'emblée pratiqué une saignée, et, avec raison ; mais cette saignée, qui paraissait indiquée, n'a pas donné les résultats qu'on pouvait en attendre. En effet, la quantité de sang recueillie était minime et malgré toutes les précautions, on ne pouvait en recueillir davantage. Force est donc d'admettre que dans ce cas le système veineux périphérique était à peu près vide, ou que le sang veineux stagnait vers les extrémités. En somme, la circulation en retour était entravée et ne se faisait plus. Tout le sang, comme l'a montré Leuf, était accumulé dans le cœur droit et les vaisseaux qui y aboutissent ou qui en partent.

Etant donné ces circonstances, il n'y a rien d'étonnant à ce que la saignée ait été insuffisante, et, même si on avait retiré plus de sang, on aurait agi peu sur le cœur droit et la petite circulation ; or, pour soulager un malade dans ces conditions, ce qui est indiqué, c'est la saignée de la petite circulation.

En somme, nous nous sommes trouvés en présence de cette sorte de syndrôme clinique, dont le traitement théorique et rationnel serait la cardiocentèse. Quel résultat aurait-elle donné en pareil cas ? C'est ce qu'il est impossible de prévoir. Cependant, il est peu probable qu'elle eût hâté le dénouement fatal.

Dans la plupart des observations que nous avons reproduites, il est aisé de constater qu'on ne s'est jamais trouvé exactement dans les conditions voulues ; c'est ce qui explique en partie l'insuccès de la méthode. Même dans le cas de Westbrook, qui se rapprochait par nombre de points de ce tableau idéal, il y avait en plus une hépatisation grise du sommet du poumon droit. Mais on voit que dans aucun cas le dénouement fatal n'a été hâté par cette intervention, et nulle part on ne trouve signalé de complication sérieuse.

III. *Manuel opératoire.*

Nous pouvons être très bref sur cette question. En effet, les discussions ont surtout porté sur le choix de la cavité à ponctionner, c'est-à-dire sur le lieu de la ponction. Nous reviendrons avec détail sur ce point. L'opération se poursuit d'ailleurs comme dans une ponction aspiratrice simple. Certaines précautions, cependant, sont indispensables.

L'*aiguille* doit être longue, de façon à pouvoir pénétrer facilement dans l'intérieur de la cavité, soit du ventricule, soit de l'oreillette. — On a proposé certaines modifications à l'aiguille tubulée de M. le Pr Dieulafoy, de façon à éviter que la pointe de l'aiguille ne déchirât la paroi opposée du cœur. Mais comme l'aiguille doit présenter un certain calibre on pourrait, à la rigueur, se servir d'un petit trocart capillaire avec sa canule. L'aiguille aura au moins un millimètre et demi de diamètre, de façon à permettre au sang un écoulement assez rapide; on préviendra ainsi la formation de caillots dans la canule. D'autre part l'opération sera faite le plus promptement possible, de façon à éviter la formation de caillots dans le cœur. L'introduction de l'aiguille, une fois la paroi thoracique traversée, doit être très rapide et se faire quasi en un temps ; l'aiguille perforera ainsi simultanément la paroi auriculaire (si c'est l'oreillette que l'on veut ponctionner) et le feuillet pariétal du péricarde. La *méthode aspiratrice* paraît convenir essentiellement à la cardiocentèse. En effet, la pression du sang dans l'oreillette normale paraît insuffisante pour produire un écoulement rapide du sang. Cette pression est encore moindre dans un cœur distendu ; en effet, comme tout muscle creux surdistendu un cœur dilaté se contracte mal. De plus, la ponction avec le trocart sans aspiration pourrait amener l'entrée de l'air dans le cœur et déterminer la mort.

Quant à la *quantité de sang* à retirer, la question ne peut encore être résolue définitivement. Cependant les partisans de la cardiocentèse sont d'accord pour dire que le sang dont on débarrasse le cœur représente six à huit fois la quantité de sang d'une saignée ordinaire. Comme on l'a vu dans les observations que nous avons résumées, cette quantité a varié de quelques grammes à près d'un litre de sang.

Ceux qui ont eu l'occasion de pratiquer cette opération ne donnent pas de détails sur la *position* à donner au malade ; elle pourrait cependant avoir son importance. Il est probable que le malade était couché, ou plutôt dans la position demi-assise, qui est usuelle dans la paracentèse du péricarde et dans la thoracentèse.

Les *suites* de l'opération sont absolument simples. Si au niveau de la peau il y avait un suintement sanguin à l'endroit de la piqûre on essuierait avec soin la petite plaie que l'on recouvrirait de collodion. Quelquefois même cette précaution est inutile.

Où faut-il pratiquer la cardiocentèse ?

Pour résoudre cette question, il est indispensable de connaître d'une façon précise non seulement les rapports du cœur considérés dans leur ensemble, mais les rapports de chaque cavité cardiaque. Les premiers sont bien indiqués dans les auteurs classiques, mais les seconds ne sont décrits nulle part d'une façon complète.

Luschka, dans un mémoire, M. le professeur Jaccoud, dans ses *Cliniques* (1), délimitent les cavités cardiaques droites, comme suit :

1° L'oreillette droite, située derrière le sternum, dont elle dépasse le bord droit de 2 centimètres, s'étend du milieu de la portion sternale du deuxième espace intercostal droit à la cinquième articulation synchondro-sternale ;

(1) Jaccoud. *Clinique médicale* (2e édition, 1869).

2° Le ventricule droit, qui forme en avant la plus grande partie du cœur présente une portion rétro-sternale et une portion extra-sternale. La première; qui est le tiers du ventricule, s'étend de l'extrémité sternale du troisième cartilage gauche, à la base de l'appendice xyphoïde. La portion extra-sternale va du milieu de la portion antérieure du deuxième espace intercostal gauche à la cinquième ou à la sixième articulation synchondro-costale. Le cône d'où émerge l'artère pulmonaire remonte le long du bord gauche du sternum du milieu du troisième espace, au milieu du second espace intercostal.

Luschka dit, en résumé, qu'à droite de la ligne médiane se trouvent l'oreillette droite, moins son auricule, et la moitié droite de l'oreillette gauche. Le ventricule à l'état normal ne déborde guère le bord droit du sternum.

Les rapports du cœur, tant à l'état physiologique qu'à l'état pathologique, ont été étudiés avec un soin particulier par Reynold (1) qui les a longuement exposés dans son ouvrage intitulé : *A system of Medicine*. Il serait très utile pour ceux qui cherchent une description précise de se reporter à cet ouvrage. Nous lui empruntons les quelques données suivantes :

Le ventricule droit, à l'état normal, est situé pour les quatre cinquièmes à gauche de la ligne médiane, c'est-à-dire qu'il ne dépasse guère que de 4 centimètres la ligne médiane à droite, soit de 2 à 3 centimètres le bord droit du sternum. Sa longueur varie de 6 à 11 centimètres ; sa largeur représente les deux tiers de celle de la face antérieure du cœur. D'après Reynold, le bord inférieur du cœur droit descend à 1 centimètre au-dessous de l'extrémité inférieure du sternum. En hauteur, il s'étend du troisième au sixième cartilage costal gauche. Dans les cas de dilatation du cœur, les rapports varient

(1) Reynold. *A System of Medicine*, t. IV, 1877.

beaucoup, et il n'est pas rare, dans les cas de surdistension du cœur droit, de constater que le cœur déborde également la ligne médiane du corps à droite et à gauche. D'où on peut conclure que pour atteindre le ventricule droit d'un cœur sain, il est plus sûr de ponctionner à gauche du sternum, dans le quatrième ou cinquième espace intercostal ; c'est le lieu d'élection de la paracentèse péricardique ; on conçoit aussi qu'une piqûre accidentelle du cœur à ce niveau ait atteint le plus souvent le ventricule droit. Si le cœur est distendu et qu'une grande surface du ventricule s'étende à droite de la ligne médiane, rien ne s'oppose à ce qu'on fasse cette piqûre à droite. Cependant les auteurs sont loin d'être d'accord sur la cavité à ponctionner ; le ventricule est facile à trouver, ses parois musculaires sont épaisses d'environ 5 millimètres ; elles semblent devoir favoriser l'oblitération rapide du passage creusé par le trocart, et, de ce chef, mettre le malade à l'abri d'un hémopéricarde, fait qui a été confirmé par les expériences de Steiner. Mais à côté de ses avantages, il existe un certain nombre d'inconvénients sur lesquels ont particulièrement insisté les partisans de la ponction de l'oreillette. Nous ne pouvons passer sous silence le mémoire de Westbrook (1). Nous résumerons les considérations surtout anatomiques qu'il développe en faveur de la ponction auriculaire.

D'une façon générale, l'oreillette normale est recouverte par une languette pulmonaire, qui la sépare des cartilages costaux et du sternum ; elle devient cependant superficielle quand il y a épanchement péricardique ou dilatation du cœur. Sa longueur varie de 3 à 10 centimètres. Sa largeur moyenne est 7 centimètres (Reynold). Comme on le voit, ses dimensions sont très variables. Son épaisseur ne l'est pas moins ; de 3 millimètres en certains points, elle se réduit à 1 millimètre 1/2 en d'autres. L'oreillette droite est la partie la plus accessible à la

---

(1) *Medical Record de New-York*, 22 décembre 1882, p. 706.

ponction, d'après Westbrook. Sa position est plus fixe que celle du ventricule. Sa cavité est aussi plus grande dans le sens antéro-postérieur, ce qui permet la pénétration d'un instrument dans cette cavité, sans crainte d'atteindre la paroi postérieure. Les parois sont plus minces que celles du ventricule, ne présentent ni colonnes charnues ni muscles papillaires, mais sont très élastiques. Les rapports de l'oreillette varient avec les diverses conditions de l'appareil respiratoire et circulatoire. Seul, son rapport avec l'artère mammaire interne paraît à peu près constant.

L'oreillette droite dépasse le bord droit du sternum d'une même longueur dans les troisième et quatrième espaces intercostaux. Les dimensions antéro-postérieures varient beaucoup avec le degré de distension de la cavité, avec l'état du cœur gauche et celui des poumons. Les dimensions transversales augmentent aux dépens des dimensions antéro-postérieures, quand le cœur droit est distendu, comme cela arrive dans les cas de mort par coma ou par asphyxie.

La veine mammaire interne droite, qui est en dedans, c'est-à-dire à gauche de l'artère, est située d'une façon presque constante à 1 centimètre en dehors du bord droit du sternum. Donc, en ponctionnant très près du sternum, on évite la veine, et, à plus forte raison, l'artère mammaire interne. Enfin, comme l'a montré M. le Pr Farabeuf, il ne faut pas oublier que le bord antérieur du poumon droit dépasse presque toujours la ligne médiane, d'où il est permis de conclure qu'un instrument plongé directement d'avant en arrière, dans le troisième ou le quatrième espace intercostal, près du bord droit du sternum, perforera successivement les deux feuillets de la plèvre comprenant la lame pulmonaire, le péricarde, et pénétrera dans la cavité auriculaire.

Ces rapports peuvent cependant être modifiés si le cœur a subi une déviation quelconque, dont la cause la plus commune est un épanchement pleural. Le troisième espace intercostal, d'après Westbrook, est préférable au quatrième pour diverses raisons. Cet espace est plus large que le quatrième, et permet un passage facile à l'instrument ; de plus, le quatrième espace pourrait conduire sur l'orifice auriculo-ventriculaire et léser la valvule tricuspide ; enfin le sillon auriculo-ventriculaire droit, logeant l'artère coronaire, qui y rampe, croise souvent le quatrième espace ; une piqûre à ce niveau exposerait donc à la blessure de l'artère coronaire, c'est-à-dire à un hémopéricarde rapidement mortel. On a eu, d'ailleurs, l'occasion de constater cette complication. Fischer (1), dans la *Deutsche Zeitschrift für Chirurgie* (1880), rapporte l'histoire d'un malade mort sous le chloroforme. Pour le ranimer, après avoir épuisé la série des moyens usuels, on eut recours à l'électropuncture du cœur, qui, d'ailleurs, resta sans résultat. A l'autopsie, on trouva un hémopéricarde abondant, dû à une perforation de l'artère coronaire. L'instrument, introduit dans le 4e espace intercostal, peut quelquefois déterminer une piqure des ganglions intra-cardiaques, soit celui de Remak, situé près de l'embouchure de la veine cave, soit surtout celui de Ludwig, situé à la partie inférieure de la cloison interauriculaire. Tout récemment Kronecker (2) a décrit chez les animaux un point très restreint dans les ventricules, dont la piqûre détermine l'arrêt irrémédiable des mouvements ventriculaires. D'après son travail lu à la *Société de médecine interne de Berlin* le 26 mai 1884, ce point correspond à l'entrecroisement des voies d'innervation, et sert de centre de coordination des mouvements des ventricules. Il répond à l'insertion des premiers filets tendineux de la valvule auriculo-ventriculaire gauche ; il est situé à la partie inférieure du tiers supérieur de la cloison interventriculaire et à 1 centimètre de profondeur au-dessous

(1) *Deutsche Zeitschrift für Chirurgie* (1880, t. XII).
(2) *Semaine médicale* (26 juin 1884).

de la branche antérieure de l'artère coronaire. Ce point existe-t-il aussi chez l'homme? Il est impossible de répondre actuellement à cette question. — En résumé, le troisième espace semble conduire facilement sur l'oreillette; par lui, il semble possible de se mettre à l'abri des complications anatomiques.

La *physiologie* autorise-t-elle aussi la piqûre de l'oreillette? Qu'arrive-t-il, en général, quand on pique le cœur? Le plus souvent cette piqûre est suivie pendant quelques instants de palpitations et d'une accélération des battements du cœur; puis tout rentre dans l'ordre. Les vétérinaires ont pu, dans leurs autopsies, constater bien souvent des cicatrices anciennes du cœur. Les expériences très nombreuses ont permis d'affirmer que le cœur est un organe beaucoup moins sensible aux excitants mécaniques qu'aux influences nerveuses. Steiner (1), dans un long mémoire inséré dans les *Archives de chirurgie clinique* (Berlin, 1870), tire les conclusions suivantes de ses nombreuses expériences :

La piqûre du cœur avec une aiguille fine est, pour lui, sans danger et sans douleur. La piqûre du ventricule n'est pas dangereuse, à la condition de ne pas maintenir l'aiguille : il faut que l'aiguille puisse exécuter librement les mouvements qui lui sont communiqués par le cœur. On prévient ainsi la déchirure du myocarde. Au bout de quarante-huit heures, le plus souvent, il est impossible, à l'autopsie, de retrouver trace de la piqûre. Si des mouvements intempestifs sont communiqués à l'aiguille ou si on l'empêche de suivre les mouvements du cœur, il peut survenir de la péricardite et de la myocardite. Pendant que l'aiguille est dans le ventricule, il ne se fait pas d'hémorrhagie. On retire l'aiguille, il suinte quelques gouttes de sang, surtout pendant la systole. La piqûre des oreillettes est plus dangereuse; elle détermine une hémorrhagie intense, persistante, tant

(1) *Archiv für Chirurgie clinique* (1870).

diastolique que systolique. La piqûre d'une artère coronaire détermine le plus souvent un hémopéricarde mortel. Quant aux déchirures du myocarde, elles sont le plus souvent d'une extrême gravité. Steiner établit ainsi l'innocuité relative des piqûres du cœur, leur action stimulante sur les contractions cardiaques et termine son mémoire en proposant l'électro-puncture du cœur dans certaines syncopes, plus particulièrement dans celles qui surviennent pendant la chloroformisation. A ce point de vue, la piqûre étant considérée comme un excitant mécanique, Steiner propose de faire la ponction dans le cinquième espace intercostal gauche à 3 centimètres du bord gauche du sternum. Avant lui, Cloquet, Legros et Onimus, Bouchut, avaient déjà entrepris des recherches expérimentales sur l'acupuncture et avaient également constaté l'innocuité de ces interventions. Tout récemment, Watson (1), dans le *Journal of the American medical Association* (1887), a repris les expériences de Steiner, en se plaçant également au point de vue de la syncope chloroformique. Sur 60 expériences, 38 fois, on ponctionna le ventricule droit, 9 fois cette intervention fut couronnée de succès. L'auteur conclut comme Steiner que les ponctions du cœur ne sont pas dangereuses en elles-mêmes, et que la ponction agit surtout en excitant la contractilité du muscle cardiaque.

L'anatomie nous montre donc la possibilité d'arriver sur le cœur droit, soit ventricule, soit oreillette. La physiologie nous enseigne que les ponctions du cœur sont bien tolérées. Nous autorise-t-elle à préférer la ponction de l'une des cavités à celle de l'autre ?

Le sang est à une pression bien différente dans les cavités cardiaques ; cela tient d'abord à la musculature faible de l'oreillette, énorme du ventricule, ensuite au rôle fort différent que jouent ces deux cavités dans le mécanisme de la circulation. L'oreillette est un véritable

---

(1) *Journal of the American medical Association* (1887).

réservoir pour le sang ; c'est un vestibule « *Vorhof* » des auteurs allemands. D'autre part, c'est aussi un régulateur de la circulation. Une ponction simple de l'oreillette donnerait-elle issue à une quantité notable de sang? Il est permis d'en douter. Il est vrai qu'actuellement la méthode aspiratrice se substitue au muscle auriculaire. Quand on a affaire à un cœur distendu, la puissance musculaire de l'oreillette est encore diminuée et l'aspiration s'impose.

Dans le ventricule, au contraire, le sang est à une pression bien plus considérable ; aussi l'écoulement se fait-il facilement à travers une canule, même sans aspiration. C'est ce qu'il a été donné de constater dans la plupart des ponctions accidentelles du cœur. D'autre part, le ventricule agit à la manière d'une pompe ; or, en vidant l'oreillette, on diminue de peu le travail mécanique du ventricule droit.

Il semble donc plus rationnel de vider le ventricule droit ; mais surtout, disposant de la méthode aspiratrice, on peut agir sur l'une ou l'autre cavité. D'ailleurs, dans certains cas pathologiques rares, qui semblent justiciables de la cardiocentèse, les auteurs ont noté une insuffisance tricuspidienne telle, que le ventricule et l'oreillette ne formaient plus qu'une seule cavité.

S'il est vrai qu'une piqûre du cœur est peu dangereuse, le séjour prolongé d'un corps piquant dans le cœur peut donner lieu à des symptômes alarmants. Nous trouvons dans l'*Edimbourg medical Journal* (1) le récit d'une tentative de suicide par transfixion cardiaque chez une aliénée.

Un soir, le médecin de service fut appelé auprès d'elle pour une maladie à début brusque ; voici ce qu'il constata : perte de connaissance, pâleur, peau froide et recouverte d'une sueur visqueuse, dilatation des pupilles, mais pas de déviation conjuguée ; la tête était animée d'un mouvement de rotation ; le pouls

(1) *Edimbourg medical Journal* (mars 1884).

était très faible, 78 pulsations à la minute; hémiplégie gauche, quelques vomissements. A la palpation de la région précordiale, le médecin trouva dans le point correspondant à la pointe du cœur une boule du volume d'une châtaigne ; c'était la tête d'une épingle de 10 centimètres de long que la malade s'était enfoncée ; l'épingle était dirigée légèrement en dedans et en haut. On retira l'épingle et on prescrivit quelques stimulants; aussitôt l'action du cœur devint plus énergique, la malade reprit bientôt connaissance ; au bout d'une heure, la paralysie avait disparu ; le pouls était à 108. Un peu de dypsnée et une légère douleur au niveau de la piqûre persistèrent encore quelques jours; puis tout revint à l'état normal.

On est donc en droit d'accepter que la piqûre du cœur, dans l'immense majorité des cas, est peu dangereuse par elle-même ; mais il importe de ne pas prolonger le séjour de l'aiguille dans le cœur plus longtemps qu'il n'est rigoureusement nécessaire de le faire. On peut ponctionner l'une ou l'autre cavité cardiaque ; l'oreillette doit être ponctionnée de préférence par le 3e espace intercostal, près du bord droit du sternum, le ventricule doit l'être par le 4e ou 5e espace intercostal gauche, près du bord gauche du sternum.

IV. *Complications de la Cardiocentèse.*

Nous ne nous arrêterons pas ici sur certaines complications, dont nous avons indiqué la possibilité en discutant le point de la paroi thoracique à ponctionner, telles que blessures de l'artère et de la veine mammaires internes, faciles à éviter en opérant le plus près possible des bords du sternum ou alors à deux centimètres en dehors de ses bords ; blessures de l'artère coronaire droite, que l'on n'a guère chance de rencontrer qu'en ponctionnant à travers le 4e espace intercostal droit; lésions des ganglions intra-cardiaques et du centre coordinateur de Kronecker, accidents extrêmement rares, ces organes se trouvant presque toujours derrière le sternum.

Enfin, piqûre de la valvule tricuspide et de l'orifice auriculo-ventriculaire droit, accident également rare et que l'on peut éviter si on se rappelle que, le plus souvent, ces organes sont recouverts par l'extrémité interne du 4e espace intercostal droit.

On a signalé la possibilité d'une *piqûre de la veine cave*. Cet accident s'est rencontré plusieurs fois lors d'expérimentations sur les animaux; chaque fois elle a été suivie d'une hémorrhagie profuse, ayant entraîné la mort de l'animal.

Nulle part nous n'avons trouvé cette complication signalée chez l'homme. D'ailleurs, « il est certainement plus facile d'éviter la blessure de la veine cave, que celle de l'artère humérale, par exemple, dans la saignée du coude.» De plus, grâce aux données anatomiques,on peut le plus souvent se mettre à l'abri de cet accident. Il est très rare que la veine cave atteigne le 3e espace intercostal droit; c'est surtout par le 2e espace, incapable de conduire un instrument dans le cœur, que la veine cave est accessible. Il n'y a donc pas lieu de se préoccuper de cet accident.

Quant à l'*aorte*, elle est quelquefois plus difficile à éviter ; sa situation en avant des oreillettes l'expose tout naturellement à être atteinte. Mais l'aorte présente une paroi très épaisse, comparée à celle de la veine cave, et très résistante ; si la pointe de l'aiguille venait heurter l'artère, ce choc contre un corps dur mettra l'opérateur en garde ; d'ailleurs, il faudrait exercer une grande violence pour pénétrer dans l'aorte. Pareil accident est arrivé à Dacre (1). Voici le fait qu'il rapporte dans le « *Bristol medico-chirurgical Journal* », 1885, page 189.

Un homme de 40 ans, ayant présenté l'année précédente une bronchite très-suspecte (possibilité d'une tuberculose en voie d'évolution), est amené à l'hôpital avec une congestion

(1) *Bristol medico-chirurgical Journal* (1885, p. 189).

pulmonaire intense et des signes d'œdème du poumon. Le malade était pâle, présentait du refroidissement des extrémités ; le pouls était petit et rapide ; la dyspnée était intense. La poitrine était remplie de gros râles humides. Une aggravation rapide se produisit : le pouls cessa de battre ; les veines périphériques n'étaient pas distendues. On se trouvait donc en présence d'un cas remplissant parfaitement les indications de la cardiocentèse. Aussi résolut-on de ponctionner l'oreillette droite afin de dégorger le poumon, en retirant une partie du sang du cœur droit. On enfonça un petit trocart avec sa canule dans le quatrième espace intercostal droit, près du bord droit du sternum. La paroi thoracique fut traversée, et alors on dirigea l'instrument fortement en dedans ; on le poussa jusqu'à une profondeur de 4 ou 5 centimètres ; on eut alors la sensation d'être dans une cavité. On retira le trocart, le sang coula par la canule. On obtint ainsi 900 grammes de sang. Pendant deux heures le malade alla mieux ; puis, de nouveau, l'état empira. Au bout de quatre heures, on résolut de faire une nouvelle ponction, et on retira encore environ 500 grammes de sang. Le malade mourut une demi-heure après cette seconde intervention.

L'*autopsie* montra que le trocart avait passé immédiatement au-dessus de l'auricule droite et perforé la face antérieure de l'aorte, à 1 centimètre environ au-dessus des valvules sigmoïdes aortiques.

Le résultat de cette opération a été déplorable. Il est vrai que la quantité considérable de sang qu'on avait retiré a dû contribuer à la mort rapide du malade. D'ailleurs, ce n'est pas en ponctionnant l'aorte qu'on pouvait espérer obtenir ce qu'aurait pu donner une ponction du cœur droit. Cette observation contient en outre un enseignement : l'importance de conserver à l'aiguille une direction absolument antéro-postérieure. Nous avons rapporté plus haut l'observation de Westbrook, qui a heurté également l'aorte sans pénétrer dans sa cavité. Dacre n'a pas insisté sur cette espèce d'*angoisse* qui accompagne la piqûre de l'aorte et que Westbrook a pu observer de la façon la plus nette. En somme, on peut éviter la blessure de l'aorte, en se rappelant que si on ponctionne près du bord droit du sternum, il importe de diriger le trocart directement d'avant en arrière.

D'ailleurs, dans ce cas, ce n'est pas la ponction de l'aorte, mais la perte de sang qui a causé la mort.

Nulle part nous n'avons trouvé signalé la *blessure de l'artère pulmonaire*, située à son origine derrière le sternum ou près de son bord gauche ; et, en effet, cet accident est facile à éviter. Nous arrivons maintenant à une objection grave que l'on a adressée à la cardiocentèse.

Il s'agit de la *déchirure du myocarde*. Or, il est évident qu'une déchirure du myocarde est forcément le point de départ d'un hémopéricarde mortel. Cependant, si on a affaire à un myocarde sain, ne présentant pas les lésions de la dégénérescence graisseuse, ni de la myocardite scléreuse, cette déchirure ne se produit pas. M. Leuf insiste sur ce point et pose en principe que toute dégénérescence du myocarde est une contre-indication à l'opération. A l'état physiologique, l'élasticité du myocarde est une garantie suffisante de l'occlusion de la plaie. A l'appui de ce fait, il rappelle l'observation de Westbrook, où il n'y eut pas déchirure. D'ailleurs, dans le mémoire de Steiner, certaines précautions sont recommandées, qui doivent mettre à l'abri de la déchirure : l'aiguille doit être longue et ne doit pas être maintenue trop solidement, de façon à ce qu'elle puisse suivre les mouvements qui lui sont communiqués par le cœur. Il est évident que si on se trouve en présence d'un cœur altéré, l'intervention peut être cause de la déchirure ; mais il n'est pas inutile de rappeler qu'on a pu quelquefois constater des ruptures spontanées du cœur dans les dégénérescences du myocarde.

En dehors de cette déchirure du myocarde, dont nous venons de nous occuper, il peut arriver une déchirure de la paroi postérieure de la cavité ponctionnée. Cette déchirure musculaire est le plus souvent assez étendue, et peut même amener la mort immédiate. Comme nous avons dit que la profondeur des cavités cardiaques était très variable, les données anatomiques sont insuffisantes pour mettre à l'abri de cet accident. C'est donc à l'instrument qu'on s'est adressé. Il vaut mieux se servir d'une canule et d'un trocart que de l'aiguille tubulée, dont la pointe pourrait, sinon d'emblée, du moins dans le cours de l'opération, léser la paroi musculaire opposée. On a proposé de modifier le trocart de façon à supprimer la pointe ; mais on s'exposerait ainsi à dissocier les fibres du myocarde sur une plus grande surface, si la pointe était remplacée par une extrémité mousse. D'ailleurs, une ponction faite à une profondeur de 4 à 5 centimètres suffit pour pénétrer dans les cavités cardiaques ; en ne dépassant pas cette profondeur, on a des chances de ne pas intéresser la paroi postérieure du cœur.

Une dernière complication, qui a amené de grandes discussions, est l'*hémopéricarde*. Voici, à ce sujet, ce que nous apprend l'expérimentation. Pendant que l'aiguille est dans le ventricule, il n'y a pas d'hémorrhagie ; au moment de la retirer, il suinte quelques gouttes de sang, surtout pendant la systole.

Steiner a observé que la ponction des oreillettes était plus dangereuse, parce qu'elle déterminait une hémorrhagie assez intense, persistante, et se faisant d'une façon continue pendant la systole et la diastole. Ce qui est peut-être vrai chez les animaux, ne l'est pas d'une façon absolue chez l'homme. Westbrook, en effet, ponctionna l'oreillette et ne constata qu'un léger hémopéricarde. Nous laissons de côté ici l'hémopéricarde produit par des lésions vasculaires, l'ouverture de l'artère coronaire, par exemple.

Certains adversaires de la cardiocentèse admettent que l'hémopéricarde est fatal. De ce nombre est M. Cheesman (1), qui rapporte une observation personnelle dans le *New-York medical Record* du 14 novembre 1885.

Une femme, âgée de 50 ans, entra à l'hôpital pour une dyspnée intense ; à l'examen, on constata l'existence d'un épanchement

(1) *Medical Record de New-York* (14 novembre 1885, p. 538).

pleural double. Plusieurs thoracentèses furent pratiquées. La malade fut soulagée. Un examen ultérieur et plus complet montra qu'on était en présence d'une brightique. Elle était à l'hôpital depuis un mois quand elle tomba dans le collapsus : le pouls était petit, misérable ; mais les deux plèvres étaient vidées. La matité précordiale était très augmentée ; les battements de la pointe du cœur étaient imperceptibles ; on se crut en présence d'une péricardite avec épanchement. On se contenta de faire une ponction exploratrice avec la seringue de Pravaz. Elle se remplit de sang. En retirant la seringue, on sentit que l'aiguille était manifestement entraînée par le cœur qui se contractait. Cependant, l'état de la malade ne s'aggrava pas. Elle ne mourut que six heures après la ponction.

A l'*autopsie*, on trouva la cavité péricardique remplie de caillots sanguins. Le cœur était très hypertrophié, et, en un point, entre les colonnes charnues, la paroi du ventricule droit était très mince ; à ce niveau, la paroi présentait une déchirure de 6 à 8 millimètres de long, établissant une communication entre la cavité ventriculaire et le péricarde.

Cheesmann se croit en droit de conclure que l'hémopéricarde est une conséquence fatale de la ponction du cœur, et, dans ces conditions, il se demande s'il n'est pas hasardé de faire la cardiocentèse. M. Leuf répond que l'hémopéricarde n'est pas fatal ; sur un cœur sain, la piqûre n'amène aucune déchirure, parce que les parois sont élastiques ; et, effectivement, dans certaines observations, cette déchirure n'a pas été observée. D'ailleurs, Cheesmann se fonde sur une observation mal choisie pour juger la cardiocentèse.

En effet, il ne faut pas ponctionner un cœur gras, qui a perdu son élasticité ; dans le cas particulier, la ponction a porté par hasard sur un point extraordinairement aminci de la paroi ; de plus, l'aiguille employée a été trop courte pour pénétrer dans la cavité du cœur ; par conséquent, on courait grand risque de déchirer le muscle. D'ailleurs, il importe de distinguer l'hémopéricarde peu abondant de celui qui est très abondant. D'après les expériences de Steiner, d'après la plupart des observations que nous rapportons, on a pu voir qu'il existait souvent un léger degré d'hémopéricarde. Mais, dans ces cas, il ne constitue pas un danger et peut même guérir spontanément par résorption. Si l'hémopéricarde devient plus abondant, il peut devenir nécessaire de le traiter comme un épanchement péricardique ; or, on trouve un certain nombre de cas de guérisons qui ont été mentionnées dans les auteurs. Enfin, l'hémopéricarde peut être très abondant, entourer le cœur de caillots, le comprimer et entraver son fonctionnement ; dans ces cas, il amène la mort rapide.

En somme, cette opération peut donner lieu à un certain nombre de complications, dont la plupart peut être évitée, ainsi que nous l'avons montré.

V. Mode d'action.

Comment agit la cardiocentèse ? De deux façons. Et, d'abord, comme saignée.

Mais alors, objectera-t-on, pourquoi ne pas faire la saignée classique ? Dans les cas où l'indication formelle de la cardiocentèse se pose, la saignée est impossible. En effet, comme nous l'avons dit, les veines périphériques sont vides, la systole est faible ; il y a quasi arrêt de la circulation en retour, puisque le cœur droit est impuissant à remplir ses fonctions. Dans ces cas, une saignée sur une veine ne donnerait pas de sang, les valvules étant disposées de façon à en prévenir le retour. D'autre part, une saignée sur une artère déchargerait d'une partie du sang qu'il renferme le ventricule gauche, mais n'agira ni sur le cœur droit, ni sur la circulation pulmonaire. Certains auteurs, enthousiastes peut-être, prétendent que cette opération est plus simple et moins pénible pour le malade qu'une simple saignée ; tel est l'avis de Leuf (1) et de Roberts (2). Son effet est plus prompt.

---

(1) *Medical Record de New-York* (9 décembre 1885, p, 682).
(2) *Boston medical and Surgical Journal* (1883, p. 79).

Une saignée peu abondante pratiquée sur le cœur représente une saignée veineuse huit à dix fois plus copieuse. On évite ainsi une trop grande perte de sang.

De plus, cette saignée pratiquée sur le cœur est le moyen le plus rapide de remédier à la dilatation, et de désencombrer la circulation pulmonaire.

Mais la cardiocentèse n'agit pas uniquement comme saignée; elle agit peut-être autant comme excitant mécanique du cœur. Le cœur distendu faiblit, de même que la vessie surdistendue devient paresseuse. C'est à cette parésie que remédie la piqûre du cœur, ainsi qu'on a pu le constater dans les diverses observations rapportées. D'ailleurs, un certain nombre de travaux ont été faits à ce point de vue particulier : ainsi, Searle (1) a tenté l'acupuncture du cœur dans certains cas désespérés de choléra, sans succès d'ailleurs. Demme (de Berne) (2) rapporte une observation intéressante : un malade épileptique eut une attaque très prolongée, qui amena une syncope et la mort apparente. Le cœur ne se contractait plus ; on ne pouvait plus percevoir de pouls radial; on obtint la guérison par l'acupuncture du cœur. Il signale également le cas d'un malade, qui, pendant l'éthérisation, fut pris d'une syncope qui résista à tous les traitements. L'acupuncture du cœur amena aussi la guérison.

On voit donc que la ponction du cœur agit, au point de vue mécanique, en réveillant les battements du cœur.

VI. Conclusions.

La cardiocentèse est une opération praticable ; en elle-même, elle n'est pas dangereuse dans la majorité des cas. Cependant, M. Rendu (3), en 1882, a dit encore dans son mémoire sur la péricardite. « Une blessure du

(1) *Archives de Langenbeck* (*Chirurgie clinique*) (1870).
(2) *Archives de Langenbech* (*Chirurgie clinique*) (1870).
(3) *Bulletin de la Société médicale des hôpitaux* (1882, p. 86).

cœur est une trop grosse responsabilité à assumer, pour que l'on ne s'efforce pas de l'éviter à tout prix. » Les nombreux faits où la piqûre du cœur a été inoffensive autoriseront cependant les médecins à tenter cette opération. Elle est destinée surtout à remédier à la dilatation du cœur droit, en l'absence de toute lésion organique.

La méthode aspiratrice facilite cette opération.

On peut ponctionner l'oreillette ou le ventricule.

Cest le troisième espace intercostal droit, près du bord droit du sternum, que doit perforer l'aiguille pour pénétrer dans la cavité auriculaire ; elle doit suivre une direction antéro-postérieure.

Le ventricule doit être ponctionné dans sa région la moins mobile, c'est-à-dire près de sa base ; pour cela, l'aiguille doit être enfoncée dans le quatrième espace intercostal gauche, près du bord gauche du sternum.

La ponction du ventricule est bien préférable à celle de l'oreillette, parce que sa paroi plus épaisse est plus à l'abri de la déchirure, par suite expose moins à l'hémo-péricarde ; et parce que l'oreillette est surtout un régulateur et un réservoir et non pas un muscle propulseur du sang ; en vidant l'oreillette, on diminue de peu le travail du cœur.

La cardiocentèse agit comme saignée et comme excitant mécanique du cœur. Pratiquée sur le cœur droit en particulier, c'est une véritable saignée de la petite circulation.

Les observations sont encore trop peu nombreuses pour qu'il soit possible de formuler un jugement définitif sur cette opération. Ce que nous avons voulu montrer par ce travail, c'est que la cardiocentèse est une opération possible et qui ne doit pas être rejetée a *priori*.

Paris. — Imp. V. Goupy et Jourdan, 71, rue de Rennes

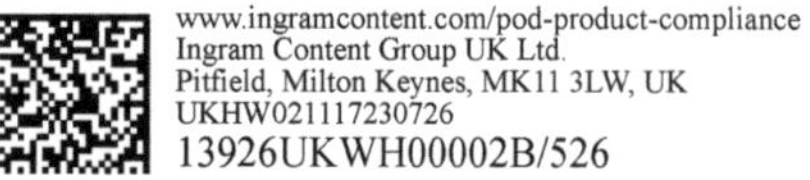

www.ingramcontent.com/pod-product-compliance
Ingram Content Group UK Ltd.
Pitfield, Milton Keynes, MK11 3LW, UK
UKHW021117230726
13926UKWH00002B/526

9 782014 092318